Dr C. Van MERRIS

DE LA RÉSECTION DU TRÉPIED ORBITAIRE EXTERNE DANS LA CHIRURGIE DE L'ORBITE ET DE LA FACE

LYON
A. REY & Cie, IMPRIMEURS-ÉDITEURS DE L'UNIVERSITÉ
4, RUE GENTIL, 4
1901

DE LA RÉSECTION

DU

TRÉPIED ORBITAIRE EXTERNE

Dans la chirurgie de l'orbite et de la face

DE LA RÉSECTION

DU

TRÉPIED ORBITAIRE EXTERNE

DANS LA CHIRURGIE DE L'ORBITE ET DE LA FACE

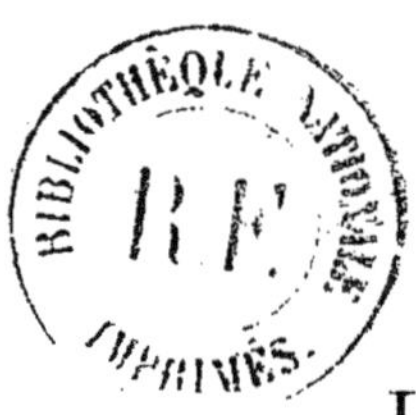

PAR

Le Dr C. Van MERRIS

LYON

A. REY & Cie, IMPRIMEURS-ÉDITEURS DE L'UNIVERSITÉ

4, RUE GENTIL, 4

1901

A MON PÈRE

Le Docteur C. Van MERRIS

Médecin principal de 1re classe,
Ex-Sous-Directeur de l'École d'application du Service de Santé militaire
et Médecin-Chef de l'Hôpital d'Instruction du Val-de-Grâce,
Membre du Conseil d'Administration de l'Œuvre nationale des Hospices Marins,
Membre honoraire et Ancien Président de la Société de Médecine
du Département du Nord,
Officier de la Légion d'Honneur, Officier de l'Instruction publique,
etc., etc.

C'est avec une sincère émotion, mon cher Père, que j'inscris votre nom en tête de mon travail inaugural. Après avoir été mon premier Maître, vous êtes devenu pour moi un guide affectueux et sûr, et vous resterez un modèle à suivre. J'aurai toujours devant les yeux la droiture et la haute dignité qui ont marqué toute votre carrière. Et je m'efforcerai, comme vous, d'allier le culte de la science et le dévouement pour les malades qui vous ont valu partout l'estime, le respect et l'affection.

Que l'hommage de mon premier travail soit pour vous l'expression de mon attachement et de ma reconnaissance.

A MA MÈRE

A celle dont la tendresse vigilante a présidé à mes jeunes années, et n'a cessé de me diriger et de me soutenir en toutes circonstances, j'adresse également l'expression sincère et profonde de toute ma gratitude et de mon inaltérable affection.

A MA GRAND'MÈRE

Hommage de mon respectueux attachement pour sa constante et affectueuse bonté à mon égard.

A MES PARENTS. — A MES AMIS

Témoignage de mes sentiments affectueux et dévoués.

A mon Président de Thèse

M. LE PROFESSEUR GAYET

Professeur de Clinique ophtalmologique,
Chirurgien-Major de l'Hôtel-Dieu,
Chevalier de la Légion d'Honneur.

A M. LE DOCTEUR GANGOLPHE

Professeur-Agrégé à la Faculté de Médecine.
Chirurgien-Major de l'Hôtel-Dieu.

INTRODUCTION

La chirurgie du crâne, et de l'orbite en particulier, constitue l'un des chapitres les plus intéressants de l'histoire de l'art dans sa poursuite indéfinie du progrès, et l'audace surprenante des chirurgiens d'aujourd'hui, secondée par les merveilleuses découvertes de l'asepsie et de l'antisepsie, ne semble, en ce sujet, qu'une nouvelle étape dans une évolution progressive qui date déjà de plusieurs siècles. On peut dire de certaines parties de la chirurgie, la chirurgie abdominale, par exemple, qu'elles sont nées de toutes pièces de ces découvertes sans lesquelles elles n'existeraient pas. Il n'en est pas de même de la chirurgie cranienne dont les progrès accusent, outre l'audace et l'habileté du chirurgien, une méthode et une technique opératoires de plus en plus perfectionnées.

Nous croyons que la résection du trépied orbitaire externe peut être considérée comme un nouveau jalon dans cette marche continue vers la perfection. Cette opération a été conçue et exécutée pour la première fois l'année dernière par M. le professeur agrégé Gangolphe pendant que j'étais attaché à son service, et c'est lui qui nous a inspiré l'idée d'en faire le sujet de notre thèse. Afin de pouvoir l'apprécier en toute connaissance de cause, nous avons été amené à étudier les opérations du même genre qui l'ont précédée, et à faire quelques recherches anatomiques et expérimentales à l'amphithéâtre. C'est le résultat de ces études et de ces recherches que nous allons résumer tout d'abord, pour décrire ensuite l'opération, ses avantages et ses indications.

Notre travail se trouve ainsi naturellement divisé en quatre chapitres :

I. Historique.
II. Recherches anatomiques et expérimentales.
III. Technique de l'opération.
IV. Indications de l'opération.

Avant de commencer notre travail, nous tenons à remercier M. le professeur Gayet de l'insigne honneur qu'il a bien voulu nous faire en acceptant la présidence de notre thèse.

Nous sommes heureux d'adresser ici à notre Maître, M. le professeur agrégé Gangolphe, l'expression de toute notre gratitude pour la bienveillance qu'il n'a cessé de nous témoigner pendant tout le temps que nous avons pu suivre ses savantes leçons de l'Hôtel-Dieu ; qu'il veuille bien agréer l'hommage respectueux que nous lui faisons de ce travail qu'il a inspiré.

Un résumé de ce travail a été présenté par M. le Dr Gangolphe, professeur agrégé à la Faculté de médecine, chirurgien-major de l'Hôtel-Dieu, au XIIIe Congrès international de chirurgie à Paris, dans la séance du 23 octobre 1901.

DE LA RÉSECTION

DU

TRÉPIED ORBITAIRE EXTERNE

Dans la chirurgie de l'orbite et de la face

CHAPITRE PREMIER

HISTORIQUE

Afin de donner à ce premier chapitre de notre travail plus de précision et de clarté, nous le diviserons en deux parties distinctes : la première, la plus importante, qui a rapport à la chirurgie de l'orbite, et la seconde qui a trait à la chirurgie du voisinage de l'orbite, c'est-à-dire de la face et du crâne.

Chirurgie orbitaire.

La chirurgie intra-orbitaire ou rétro-bulbaire, celle qui manœuvre dans le fond de la cavité de l'orbite et en arrière du globe de l'œil, a pour principale attribution l'ablation des tumeurs, que celles-ci soient libres dans la cavité et indépendantes de ses parois, ou qu'elles aient leur base d'implantation dans les parois osseuses mêmes.

La première préoccupation du chirurgien qui fait

l'ablation d'une de ces tumeurs doit être de se ménager une voie d'accès suffisamment large pour pouvoir, tout en conservant le globe de l'œil, enlever la tumeur en totalité, avec toute sa base d'implantation, de manière à éviter l'infection de la plaie anfractueuse que laisse l'opération et surtout à prévenir toute récidive.

C'est dans Scarpa *(Traité des maladies des yeux)* qu'on trouve la première relation de l'ablation d'une tumeur rétro-oculaire faite sans énucléation du globe, il s'agissait d'une tumeur de la gaine du nerf optique ayant déterminé l'exophtalmie. Le malade guérit avec conservation de la vue; mais il n'est pas fait mention du manuel opératoire. Il faut arriver jusqu'au milieu du siècle qui vient de finir, pour avoir des observations plus complètes et plus précises. En 1841, Maisonneuve, dans un cas déjà opéré par Blandin, et rapidement récidivé, utilisa la VOIE TRANSPALPÉBRALE; il fendit verticalement les deux paupières en leur milieu et disséqua les quatre lambeaux pour se donner du jour et atteindre la tumeur qui entourait l'œil de toutes parts. Il découvrit ainsi toute la base de l'orbite, c'est-à-dire le globe de l'œil et la tumeur qu'il enleva, puis il termina l'opération par la suture des paupières incisées; guérison en huit jours, l'œil étant sain et la vue intacte.

La voie transpalbébrale fut, encore suivie par Acrel et Helpin, simple incision curviligne fendant la base de l'une ou l'autre paupière au ras du rebord osseux. « C'est le procédé généralement suivi, disait Demarquay, dans sa thèse d'agrégation (1853); l'ouverture qui en est le résultat donne un facile accès, et toutes les tumeurs orbitaires peuvent être attaquées par cette voie. » Attaquées, oui mais non pas détachées de leurs adhérences et extirpées. Aussi y avait-il de fréquentes récidives. Sédillot racontait dans ses cliniques à Strasbourg, qu'en un espace de dix ans, il avait vu revenir sept ou huit fois un homme à qui il enlevait ainsi une tumeur mélaniqne de la paroi orbitaire ; à chaque récidive, la tumeur avait étendu sa base d'implantation et rendait l'opération plus difficile, et à la fin l'homme ne reparut plus (communication orale de mon Père). L'histoire de ce malade, mieux que toutes les observations, montre la nécessité pour le chirurgien de s'ouvrir une large voie d'accès qu'il puisse encore prolonger en cas de besoin.

Velpeau utilisait la VOIE TRANSCOMMISSURALE ; son procédé s'attaquait au côté externe de l'orbite, par où il est le plus aisé de pénétrer dans la cavité ; il consistait à prolonger la commissure externe des paupières par une incision horizontale ou oblique, et à détacher la paupière correspondante à la tumeur, érigner ensuite celle-ci qu'un aide attirait à lui, tandis que le chirugien la décollait à sa base et la détachait à coups de ciseaux ou de bistouri. On voit que l'opération restait forcément incomplète quand la tumeur était implantée dans les os où ni la rugine ni la gouge ne pouvaient la poursuivre.

Avec l'antisepsie les procédés se perfectionnent. En 1874, Knapp réussit à enlever une tumeur du nerf optique sans intéresser les paupières. Après avoir écarté celles-ci par le spéculum, il fit une simple ouverture avec des ciseaux à strabisme à travers la conjonctive et la capsule de Tenon, et entre les muscles droit supérieur et droit interne. Au moyen du plat de ses ciseaux, il circonscrivit la tumeur et l'isola de ses adhérences, puis il sectionna le nerf optique en avant et en arrière de la tumeur qu'il put ainsi extraire en entier. Le globe de l'œil fut remis en place et la plaie guérit sans suppuration. On voit déjà le progrès accompli depuis Demarquay. Celui-ci, dans sa thèse (1853), et deux ans plus tard dans son *Traité des tumeurs de l'orbite*, disait : « On doit chercher à conserver le globe de l'œil, si la vision quoique troublée s'exerce encore. » En 1874, Knapp terminait son observation par ces mots : « Il faut toujours chercher à conserver le globe de l'œil », et il exprimait l'espoir qu'on pourrait arriver à enlever toutes les tumeurs orbitaires en conservant le bulbe.

Cette VOIE TRANSCONJONCTIVALE de Knapp fut reprise plus tard par Röhmer, de Nancy, et par Lagrange, de Bordeaux, qui abordèrent l'orbite par le cul-de-sac conjonctival externe. Lagrange fit connaître les avantages de son opération au Congrès de chirurgie de 1892, et aujourd'hui encore il insiste sur la supériorité de son procédé, au moins en ce qui concerne l'ablation des tumeurs du nerf optique.

Il faut remarquer, en effet, que, dans tous les cas précédents, il s'agit uniquement de tumeurs insérées sur ce nerf ou sur sa gaine, et c'est ici le cas de faire une distinction importante, qui n'a pas été suffisamment mise en relief, — d'une part, entre tous les corps étrangers introduits ou développés dans l'intérieur de l'orbite sans adhérer à ses parois (projectiles, esquilles, tumeurs) — et, d'autre part, les néoplasmes qui y sont adhérents, implantés ou développés dans le périoste ou dans le tissu osseux lui même, ostéosarcomes par exemple. En effet, dans les cas du premier genre, on peut assez souvent recourir à la voie transconjonctivale, bien qu'on puisse lui reprocher son étroitesse, qui interdit au chirurgien de pénétrer bien loin derrière le bulbe et de voir ce qu'il fait, et qui ensuite expose à l'infection de la plaie opératoire. Au contraire, tous ces procédés sont manifestement insuffisants dans les cas du second genre, où il faut nécessairement que l'intervention porte sur les os.

Déjà, en 1879, de Wecker avait appliqué le procédé suivant pour l'ablation d'une tumeur du rebord orbitaire externe. A l'incision temporale de Velpeau, qui prolonge la commissure palpébrale externe, il ajoute une incision courbe dont la concavité embrasse le rebord orbitaire et permet aisément de le découvrir et de le réséquer. Dans des cas analogues, et selon le siège de la lésion osseuse, Cahen fit l'opération par la voie orbitaire supérieure, et Güssenbaüer par la voie interne ou ethmoïdale. Mais il est de toute évidence que, lorsque le chirurgien peut choisir sa voie de pénétration dans l'orbite, c'est la paroi externe qui lui donne le plus de facilité et le plus de jour. Ces opérations, d'ailleurs, sont forcément limitées à la partie antérieure de l'orbite et ne donnent pas accès dans l'entonnoir rétro-bulbaire.

En 1886, le professeur Krönlein (de Zurich), obligé, dans une opération, de pénétrer jusqu'au fond de cet entonnoir, posa le principe que pour extraire une tumeur orbitaire d'une manière complète, il est nécessaire d'enlever toute la partie de la paroi externe qui est située au-devant. Il eut alors l'idée d'une nouvelle opération qu'il pratiqua par la VOIE TRANSOSSEUSE, et qu'il décrivit[1] en 1889 de la manière suivante :

1° *Incision cutanée.* — L'incision cutanée commence dans la région temporale, au niveau de la ligne semi-circulaire du frontal, à 1 centimètre au-dessus du bord supérieur de l'orbite, puis descend, en décrivant une légère courbe, le long du bord orbitaire externe jusqu'au niveau du bord supérieur du malaire et s'incline en arrière où elle se termine au milieu du bord supérieur de l'arcade zygomatique.

2° *Sections osseuses.* — La résection ostéoplastique doit comprendre tout le bord orbitaire externe et la partie de la paroi qui se trouve entre ce bord et la fissure orbitaire inférieure (fente sphéno-maxillaire). La partie de l'os à réséquer temporairement a ainsi la forme d'un coin dont la base est formée par le rebord orbitaire externe et dont la pointe se termine au niveau de la fissure.

Les sections osseuses sont faites avec un ciseau bien tranchant, sans rompre les adhérences qui réunissent cette partie de l'os avec les téguments et auxquelles incombe d'abord la nutrition du fragment. Tout d'abord, on coupe l'apophyse zygomatique du frontal (apophyse orbitaire) un peu au-dessus de la suture zygomatico-frontale (fronto-malaire). La section est transversale et se continue au travers de la paroi externe

[1] Krönlein, Osteoplastiche Resektion der aüsseren Orbitalwand (*Beiträge zur klinischen Chirürgie*, Tübingen, 1889.)

pour se diriger en ligne droite vers la fente orbitaire inférieure (fente sphéno-maxillaire) ; puis on sectionne l'apophyse frontale du malaire en procédant également de la base jusque dans la fissure.

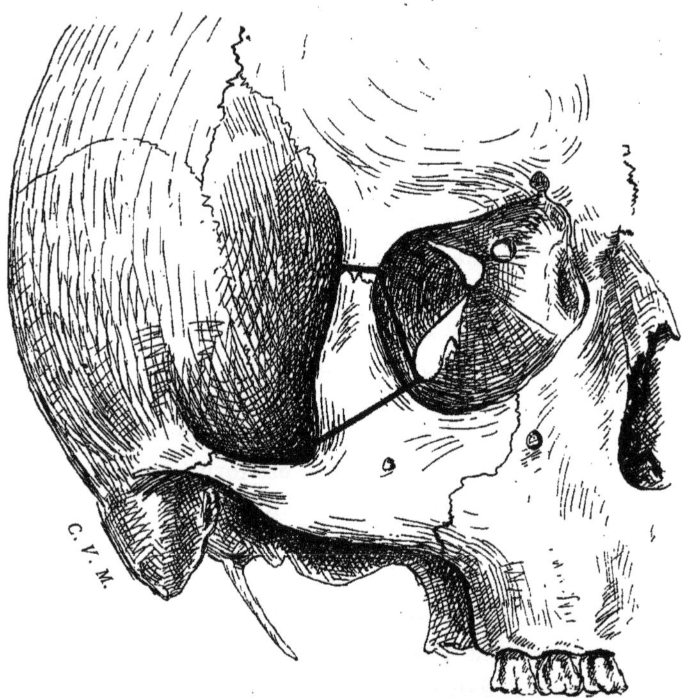

Sections osseuses de l'opération de Krönlein.

La résection ostéoplastique permit d'explorer avec soin la cavité orbitaire; mais en raison de la suppuration persistante qui avait transformé tout le tissu rétro-bulbaire en une masse homogène, il était impossible de différencier la tumeur, de la graisse et du tissu conjonctif de l'orbite ; on fut donc obligé, tout en ménageant le globe, d'enlever le nerf optique, le muscle droit interne, et autant de tissu granuleux que possible.

Après ce curage partiel de l'orbite, on réappliqua le fragment osseux ; suture et pansement. Réunion par première intention. Cependant la persistance de la suppuration amena la phtisie du globe et en nécessita l'énucléation.

Krönlein proclama son opération « extraordinairement simple et importante, parce qu'elle prouve que le fragment osseux réséqué est suffisamment nourri pour pouvoir se réunir par première intention ». Elle marque, en effet, un progrès considérable sur toutes les précédentes, tant par la simplicité de son exécution et le large accès qu'elle donne sur la paroi orbitaire, que parce qu'elle démontre la possibilité de remettre en place et de faire revivre le volet ostéoplastique enlevé, c'est-à-dire d'en faire à volonté, et suivant les cas, une résection définitive ou temporaire. Néanmoins son application resta assez restreinte, et elle ne fut définitivement mise en honneur que l'année dernière, en Allemagne par la thèse de Domela-Nieuwenhius [1], élève de Krönlein à Zurich, et en France par un travail de Valude *(Annales d'oculistique*, Paris 1900) et par la thèse de Chaillous [2]. On trouve, dans ces travaux, une cinquantaine d'observations d'opérations pratiquées pour des causes diverses, ablation de tumeurs du

[1] Domela-Nieuwenhius, *Ueber die retrobulbäre Chirurgie der Orbita*, Zurich 1900.

[2] Chaillous, *l'Opération de Krönlein dans les affections de l'orbite*, Paris 1900.

nerf optique, de kystes dermoïdes, d'angiomes caverneux et de tumeurs pulsatiles, de tumeurs malignes, d'exostoses, de corps étrangers et même de phlegmons de l'orbite. A la Société de chirurgie, séance du 11 juillet 1900, Quénu déclara qu'il avait été amené à exécuter l'opération sans la connaître ; enfin, elle fut discutée également au dernier Congrès d'ophtalmologie (Paris 1900). Et déjà les chirurgiens, après avoir universellement proclamé sa supériorité et énuméré tous ses avantages, reconnaissaient qu'elle était insuffisante à son tour, et que certains cas exigeaient une opération plus étendue.

Czermak proposa d'agrandir le triangle osseux réséqué, en reculant en haut et en bas les deux sections osseuses; mais son opération ne paraît pas avoir été pratiquée sur le vivant. Lange, Sokolow, Jonnesco, d'autres encore voulurent simplifier l'incision cutanée courbe de Krönlein, en la faisant simplement rectiligne et dans un sens vertical ou plus ou moins oblique. Ces modifications augmentent les difficultés de l'opération sans donner plus de jour à l'opérateur.

Becker et Gangolphe, dans des cas différents, eurent recours à des procédés plus larges qui étendent considérablement le champ opératoire. Becker (de Leipzig), pour enlever une tumeur qui occupait à la fois toute la paroi orbitaire externe et le corps de l'os malaire, exécuta l'opération suivante[1] :

1° *Incision cutanée.* — Au milieu de l'arcade zygo-

[1] Becker. Sur une nouvelle méthode de résection de l'os malaire. (*Deutsche Zeitschrift für Chirürgie*, Leipzig, 1900.)

matique et à un pouce environ en avant du tragus, ouverture horizontale de la peau en forme de boutonnière d'un centimètre de long, décollement du périoste et section de l'arcade avec une cisaille. Deuxième incision cutanée courbe embrassant l'orbite en haut depuis le sourcil, puis passant successivement en dehors, en bas et en dedans jusqu'au point lacrymal. Troisième incision verticale depuis ce dernier point jusqu'à l'angle antéro-inférieur du malaire. Le lambeau cutané ainsi formé est disséqué et ramené en bas et en arrière ; puis toutes les parties molles de l'orbite sont détachées circulairement en rasant les parois osseuses jusqu'au sommet de la cavité, et tout le contenu de l'orbite est récliné en dedans pour procéder aux sections osseuses.

2° *Sections osseuses.* — Avec une scie longue et pointue, section supérieure allant du rebord orbitaire jusqu'à l'angle externe de la fente sphénoïdale, et section inférieure au niveau du trou sous-orbitaire, suivant la direction de la suture du malaire avec le maxillaire, qui rejoint la première dans la fente sphénoïdale. L'auteur ajoute que son opération fut longue et difficile ; néanmoins la guérison eut lieu en quatorze jours, et les résultats ultérieurs furent satisfaisants. (*Deustche Zeitschrift für Chirürgie*, Leipzig, 1900.)

A la même époque, M. le professeur agrégé Gangolphe, sans connaître les opérations de Krönlein, ni de Becker, fut amené à faire une opération analogue, mais par un procédé plus simple, intermédiaire aux deux précédents, donnant beaucoup plus de jour que le premier sans occasionner autant de dégâts que le second ; c'est la résection du trépied orbitaire externe.

Chirurgie cranienne.

Telle est, brièvement résumée, l'évolution progressive de la chirurgie orbitaire. Tout autre est la conquête de la chirurgie cranienne. Née d'hier pour ainsi dire, celle-ci est arrivée rapidement à un degré tel d'audace et d'habileté opératoire qu'il semble difficile de la dépasser. Les mutilations chirurgicales de la face et du crâne semblaient avoir atteint leur extrême limite, quand leur application à la chirurgie nerveuse leur donnèrent un nouvel essor. Nous voulons parler des résections nerveuses et de l'ablation des ganglions de Meckel et de Gasser. La principale difficulté de ces opérations réside toujours dans l'impossibilité où se trouve le chirurgien d'opérer à ciel ouvert et de voir ce qu'il fait.

Le ganglion de Meckel ou sphéno-palatin est situé dans la fosse ptérygo-maxillaire, immédiatement en dehors du trou sphéno-palatin et au-dessus du nerf maxillaire supérieur. Pour en faire la résection, Jonnesco et Juvara ont décrit un procédé qui ouvre une large voie de pénétration, mais au prix d'un grand sacrifice opératoire. Leur incision cutanée commence à la queue du sourcil et contourne le rebord orbitaire externe jusqu'au tubercule de l'os malaire, puis remonte le long du bord inférieur de l'arcade zygomatique pour finir à un travers de doigt au-dessous de l'oreille. Les sections osseuses comprennent d'abord l'arcade zygomatique à son extrémité antérieure, puis la partie de la paroi externe de l'orbite qui se trouve au-devant de la fente sphéno-maxillaire. On élargit ainsi cette fente et on dénude le nerf maxillaire supérieur qu'on poursuit jusqu'au ganglion.

Cette opération se rapproche donc sensiblement de l'opération de Krönlein, mais son exécution paraît plus compliquée, et dans les cas où l'on voudrait arriver ainsi à la résection, soit du nerf maxillaire supérieur, soit du ganglion sphéno-palatin lui-même, il semble que l'opération de Gangolphe créerait une voie d'accès plus simple et plus directe.

Quant au ganglion de Gasser, il est intracranien, situé sur la face antérieure du rocher, tout près de son sommet, et nombreux sont les procédés que l'on a inventés pour en faire l'extirpation, depuis celui de Rose (1890) jusqu'au dernier en date, celui de M. le médecin major Jacob, professeur agrégé au Val-de-Grâce. Celui-ci emprunte également la voie orbitaire externe, en prenant comme point de repère le nerf maxillaire supérieur et la face externe de l'apophyse ptérygoïde. Le premier temps de son opération est la découverte du nerf par résection ostéoplastique de tout le massif de l'os malaire. L'incision cutanée commence à un doigt en avant et au-dessus du tragus, et se dirige en avant pour atteindre l'apophyse orbitaire externe, en décrivant une courbe à convexité supérieure dont le sommet atteint la hauteur du bord supérieur de l'oreille; puis l'incision descend le long du rebord externe de l'orbite jusqu'à l'angle inféro-externe. On détache alors à la rugine le périoste de la paroi orbitaire externe jusqu'à la fente sphéno-maxillaire. Celle-ci reconnue, l'opérateur reprend l'incision cutanée précédente et la continue sur la face externe du malaire et dans la direction de la fente sphéno-maxillaire jusqu'au bord inférieur de l'os, puis il sectionne celui-ci, soit à la scie, soit au ciseau, et toujours dans le plan de la fente sphéno-maxillaire, afin d'éviter l'ouverture du sinus maxillaire. Puis il fait une nouvelle incision cutanée verticale, longue d'un centimètre environ, immédiatement en avant de la racine transverse de l'arcade zygomatique, qu'il sectionne. Enfin il sépare le malaire à son apophyse orbitaire, et le massif osseux est ainsi dégagé à ses trois extrémités ; il ne reste qu'à le luxer en bas et en arrière pour mettre à jour toute la fosse temporo-zygomatique.

Ce premier temps de l'opération ne constitue que le prologue de la résection du ganglion de Gasser. Sans nous occuper ici des résultats qui ont été recherchés ou obtenus de la résection de ces ganglions de Meckel et de Gasser, il nous est permis de faire remarquer combien tous les procédés décrits pour se créer une voie de pénétration préliminaire sont longs et délicats, les incisions cutanées compliquées, et les délabrements qu'ils occasionnent considérables.

Il en est donc de la chirurgie temporale comme de celle de l'orbite. De ce côté-ci, nous avons le Krönlein, jusqu'à présent la meilleure opération pour pénétrer dans le fond de l'orbite, mais ne donnant pas assez de jour pour y manœuvrer à l'aise et en toute sécurité ; de l'autre, les opérations de Jonnesco, Doyen, Quénu, Segond, Jacob, etc., qui sont tous d'une technique difficile, occasionnent des dégâts étendus pour ne donner que des résultats incertains.

Nous verrons que la résection du trépied orbitaire

externe par le procédé de M. le professeur agrégé Gangolphe, permet d'exécuter ce premier temps de l'opération par une technique bien plus simple, moins aléatoire pour le chirurgien et plus économique pour les tissus à enlever.

CHAPITRE II

RECHERCHES ANATOMIQUES ET EXPÉRIMENTALES

La région du trépied orbitaire externe n'est autre que celle du rebord orbitaire, se confondant en haut avec la région frontale, en bas avec la région malaire et en arrière avec la région temporale, ces diverses régions n'étant d'ailleurs séparées l'une de l'autre par aucune délimitation naturelle. Au point de vue pratique, on peut y distinguer trois plans superposés, le supérieur ou superficiel, par lequel l'opérateur doit se livrer passage, le plan intermédiaire ou osseux qu'il aura à réséquer, et le plan profond, siège de l'intervention opératoire.

1° Le plan superficiel est formé par une peau fine et une couche de tissu cellulaire lâche, dépourvu de graisse et d'adhérences, ce qui permet de le tendre et de le faire glisser aisément sur le plan osseux ; de plus, il est irrigué par un abondant réseau de capillaires artériels. Ces diverses particularités contribuent à faciliter le rapprochement et la réunion des parties, dans les cas de suture et de restauration autoplastique. Quant aux muscles, vaisseaux et nerfs de la région, ils sont sans importance au point de vue qui nous occupe.

2° Le plan osseux est constitué en bas et en avant par le corps de l'os malaire, dont la saillie convexe dessine la pommette de la joue, en haut par l'apophyse orbitaire externe du même os soudée avec celle du frontal, en arrière et en dehors par l'angle postérieur du malaire et l'apophyse zygomatique du temporal avec laquelle il est soudé, enfin en arrière et en dedans par le bord postéro-supérieur du malaire, qui se continue avec la grande aile du sphénoïde pour former la paroi externe de l'orbite.

Ce petit os malaire, compact et résistant, remplit un double rôle dans la constitution du crâne. Par sa forme contournée, ses articulations toutes en biseaux et en sutures dentées, il contribue à la la solidité de la voûte cranienne dont il est un des principaux arcs-boutants. D'autre part, son rôle n'est pas moindre dans l'esthétique de la figure humaine. On connaît l'importance du diamètre bimalaire dans l'expression de la physionomie, et l'aspect caractéristique donné à certains individus et même à certaines races par la saillie exagérée de l'os de la pommette. Ajoutons que l'harmonie du visage résulte de la symétrie de ses éléments latéraux, et que c'est principalement ce dernier point de vue qui doit nous intéresser, puisqu'il s'agit, dans notre opération, de la détruire en partie par la mutilation de l'os jugal. « La suppression de l'os malaire, disait le professeur Ollier, amène une difformité très apparente de la face. » Remarquons donc aussitôt tout l'intérêt qu'il y a à ne pas l'enlever tout entier et à respecter, quand on le peut, sa portion la plus saillante, celle qui constitue la pommette elle-même. Remarquons également que, comme tous les os de la face, le malaire est très richement vascularisé, et qu'ainsi le plan osseux de notre région se prête non moins que le plan superficiel aux tentatives de restauration post-opératoires, c'est-à-dire aux résections tant définitives que temporaires.

3° Le plan profond de la région est constitué en avant par la cavité orbitaire, en arrière par les fosses temporale et zygomatique et la fosse ptérygo-maxillaire, derrière lesquelles se trouvent la paroi cranienne et la base du cerveau.

Il nous reste maintenant à décrire, d'abord le trépied orbitaire externe lui-même, c'est-à-dire le bloc osseux que l'opération a pour but d'enlever, et ensuite la brèche ouverte par cette large résection, les voies d'accès qu'elle donne dans les cavités profondes et les organes qu'elle permet d'atteindre.

Les recherches que, sur les conseils de notre Maître, M. le professeur agrégé Gangolphe, nous avons entreprises à l'amphithéâtre, nous ont démontré que, pour détacher ce trépied osseux, le procédé le plus facile et le plus rapide est le suivant : la région étant préparée, la peau divisée et réclinée en haut et en bas, et l'œil avec le lambeau antérieur étant maintenu en dedans :

1° Avec la gouge et le maillet, sectionner l'apophyse orbitaire externe du frontal, à 2 ou 3 millimètres au-dessus de son articulation avec le malaire, et prolonger cette section obliquement en suivant la suture fronto-malaire jusqu'à l'extrémité de la fente sphéno-maxillaire. Toutes les fois que nous avons pratiqué cette section, nous avons remarqué que la séparation du trépied se continuait suivant toute la longueur de la suture sphénoïdo-malaire, laissant le fragment de l'aile du sphénoïde adhérent dans le fond de la plaie ; il faudra donc, à la fin de l'opération, rechercher ce fragment soit avec des pinces ordinaires, soit au moyen de la pince-gouge.

2° Au moyen de la scie à chaîne passée par la fente sphéno-maxillaire, entamer le corps de l'os malaire dans la direction même de la fente et suivant une ligne parallèle au bord inféro-interne de l'os et qui aboutit à son bord inféro-externe à 1 centimètre environ de son articulation avec le maxillaire supérieur.

En menant cette dernière section dans le sens de la fente sphéno-maxillaire, nous obtenons plusieurs avantages marqués, tant dans son exécution même qu'au point de vue de ses résultats ultérieurs. D'abord, l'opération est ainsi rendue plus facile, plus rapide et plus sûre, puisqu'il n'y a qu'à suivre une voie tracée à l'avance, dont la partie la plus profonde est déjà largement ouverte et livre un passage aisé à la scie à chaîne, et dont il ne reste qu'à achever la moitié antérieure, la plus proche et la mieux exposée à la vue de l'opérateur. L'opération est aussi rendue moins dangereuse, puisqu'en se maintenant à 1 centimètre environ au-dessus de la suture du malaire avec le maxillaire supérieur, on est sûr de ne pas atteindre le sinus maxillaire dont le sommet confine à cette articulation, et dont l'ouverture est l'une des grandes causes d'infection dans les opérations de la face. Enfin, l'opération laisse ainsi au-dessous d'elle le tubercule malaire, c'est-à-dire le point le plus saillant de l'os et, dans le cas de résection définitive, elle réduit autant que possible l'effondrement qui doit résulter de la perte de substance osseuse.

3° Le troisième temps de la résection consiste à couper d'un trait de scie, ou mieux avec les cisailles de Liston, l'apophyse zygomatique du temporal à 1 centimètre environ de son articulation avec le malaire.

Si l'opération est faite nettement avec des instruments bien coupants, et que les diverses sections osseuses aient été pratiquées suivant une certaine obliquité, de manière à ménager un biseau aux dépens de la face interne du bloc osseux qu'on résèque, celui-ci se détache avec la plus grande facilité, et de même il pourra être remis sans difficulté dans sa position première. La coaptation est si parfaite que, dans les cas de résection temporaire, il serait peut-être inutile de l'assurer par la suture, soit des os, soit du périoste. L'application du fragment dans sa position première et la suture du plan superficiel, aidées par la richesse vasculaire des tissus, seraient suffisantes pour assurer la réunion par première intention. Krönlein avait fait la remarque, après sa première opération, que le fragment osseux réséqué est suffisamment nourri pour pouvoir se réunir par première intention.

Le bloc osseux ainsi détaché et supposé complet est donc composé de la plus grande partie de l'os malaire à laquelle sont attachés des fragments des os voisins, en haut de l'apophyse orbitaire externe du frontal, en arrière de l'apophyse zygomatique du temporal, en dedans un petit triangle de la grande aile du sphénoïde, et en bas, dans la fosse zygomatique, un petit fragment de l'apophyse pyramidale du maxillaire supérieur.

Ainsi constitué, il rappelle la forme d'une pyramide

triangulaire irrégulière, dont la base serait représentée par la face externe du malaire et le sommet par le petit tronçon de la grande aile du sphénoïde. Les trois faces de cette pyramide sont l'interne concave qui entre dans la constitution de la paroi orbitaire, l'externe également concave qui limite en dedans et en avant la fosse temporale, enfin l'inférieure qui est formée par le plan de section du malaire. Les trois bords ou arêtes de la pyramide sont : le bord supérieur, formé par la section fronto-sphénoïdo-malaire prolongée par la première section jusqu'à la fente sphéno-maxillaire ; l'inférieur n'est autre que cette fente prolongée par la section du malaire ; et l'externe, mal délimité, se confond avec la face du même nom regardant la fosse temporale.

Considéré maintenant en place, le trépied nous apparaît comme entrant dans la constitution des trois grandes cavités osseuses, l'orbite, la fosse temporale et la fosse zygomatique. La face interne représente un triangle régulier dont la base est formée par le bord antéro-supérieur du malaire, c'est-à-dire le rebord orbitaire externe, et dont les deux côtés sont figurés par les deux traits de section du trépied ; les trois angles du triangle sont déterminés par les mêmes traits de section, en haut à l'apophyse orbitaire du frontal, en bas au bord supéro-interne du malaire, et en arrière vers le fond de l'orbite, à l'extrémité postérieure de la fente sphéno-maxillaire. Il est donc exact de dire que la face interne du trépied n'est autre que la moitié inférieure de la paroi externe de l'orbite.

La face externe du trépied affecte également la forme d'un triangle dont la base est représentée par le bord postéro-supérieur du malaire, et les deux côtés ainsi que le sommet, par les traits de section du trépied. Cette face, qui n'est autre que la face interne du corps de l'os malaire, repliée sur elle-même et fortement concave, représente la portion antérieure de la fosse temporale en haut et de la fosse zygomatique en bas. Elle est remplie à l'état frais par l'aponévrose temporale et le tendon inférieur du muscle temporal, qu'il faut avoir soin de bien récliner avec les artères temporales profondes, pendant la durée des manœuvres opératoires.

La large brèche que nous obtenons dans le massif osseux du crâne par l'ablation du trépied orbitaire externe, met à découvert le plan profond de la région constitué en avant par la cavité orbitaire, en arrière par les trois fosses temporale, zygomatique et ptérygo-maxillaire. On obtient donc ainsi une voie de pénétration considérable pour opérer dans ces cavités.

A. **Voie d'accès dans l'orbite.** — L'orbite est la première et la plus importante des trois, tant par l'organe essentiel qu'elle contient et les affections dont elle peut être le siège, que par la difficulté que rencontre le chirurgien pour pénétrer dans toute sa profondeur, difficulté qui est précisément la raison d'être de notre opération. Celle-ci, enlevant toute la paroi osseuse externe, met à jour le tissu cellulo-adipeux intra-orbitaire, qui en avant entoure le globe de l'œil et la capsule de Tenon, et en arrière remplit toute la loge rétro-capsulaire. Dans ce tissu lâche, on trouve sur un premier plan le rameau orbitaire du nerf maxillaire supérieur, qui remonte pour s'anastomoser avec le nerf lacrymal, et un peu plus haut la glande lacrymale ; et enfin, en réclinant l'œil en bas et en dedans, on pourra atteindre la branche frontale de l'ophtalmique de Willis, ou nerf frontal.

Dans un second plan, on pénètre dans la loge rétro-capsulaire, limitée latéralement par les muscles droits de l'œil, en avant par les prolongements orbitaires ou ailes ligamenteuses de ces muscles, et en arrière par l'anneau de Zinn; cette loge représente donc un entonnoir à sommet postérieur et dont la base antérieure se confond avec la circonférence de la capsule de Tenon. On y voit tout d'abord le muscle droit externe accompagné de son nerf, le moteur oculaire externe, et c'est ici le cas de rappeler le double intérêt qui s'attache à ces deux organes, dont les paralysies sont si fréquentes (Gangolphe) et qu'il s'agit de ménager avec tant de soin dans les opérations orbitaires. On sait que Knapp, Röhmer, Lagrange, pour enlever une tumeur du nerf optique, étaient obligés de sectionner le droit externe et de luxer l'œil en dedans afin de se donner plus de jour, puis, après l'ablation de la tumeur, de faire la suture du muscle sectionné.

Après avoir récliné le muscle en bas, on trouve d'abord le ganglion ciliaire avec ses racines, ses nerfs et les artères ciliaires, plus haut le nerf du petit oblique, branche du moteur oculaire commun, ensuite, au niveau du ganglion ciliaire, l'artère ophtalmique qui croise le nerf optique pour se placer en dedans de lui, enfin le nerf optique lui-même.

Je ne cite que pour mémoire le nerf maxillaire

supérieur qui, sortant du crâne par le trou grand rond, s'engage successivement dans la gouttière, le canal et le trou sous-orbitaires. On peut l'atteindre dans l'orbite en deux points différents, d'abord au moment où il se dégage de la fosse ptérygo-maxillaire, puis dans la gouttière orbitaire transformée en canal par une simple lame fibreuse qui sépare le nerf des parties molles de l'orbite. Citons également le voisinage immédiat du sinus maxillaire, dont la paroi supérieure n'est pas à plus d'un centimètre du trait de section inférieur du trépied orbitaire.

En effet, les limites de section du trépied n'ont pas été déterminées arbitrairement, et les considérations qui précèdent font ressortir tout l'intérêt qu'il y a à les respecter dans un sens comme dans l'autre. Telles qu'elles ont été fixées, elles paraissent suffisantes pour la grande majorité des cas qui peuvent nécessiter une pareille intervention. Mais il serait imprudent de les reculer plus loin. En effet, outre les difficultés et les dégâts opératoires qui croissent évidemment avec l'étendue même de la résection, on risquerait, en la reportant plus loin, de nouvelles complications. En haut, elle touche déjà à la glande lacrymale qui confine à la suture fronto-malaire et, de p us, on s'exposerait à ouvrir soit le sinus frontal soit même la cavité cranienne, dont le plancher en cet endroit est quelquefois réduit à une simple lamelle. Nous venons de voir aussi qu'en bas la section inférieure risquerait, si on la portait plus en avant, de pénétrer dans le sinus maxillaire. De même enfin, en arrière, il est bon, pour ne pas compromettre les fonctions de l'articulation temporo-maxillaire, de prendre pour limite extrême de la résection de l'arcade zygomatique le bord antérieur du ligament externe de l'articulation.

B. **Voie d'accès dans les fosses temporale et zygomatique.** — Ces deux cavités qui en réalité n'en font qu'une, sont ouvertes largement par la résection de la partie postérieure du trépied, c'est-à-dire de l'arcade zygomatique ; derrière elle on trouve aussitôt l'aponévrose temporale, qui en ce point s'insère, par deux feuillets distincts, sur les lèvres externe et interne du bord supérieur de cette arcade, puis le muscle temporal avec ses vaisseaux et nerfs temporaux profonds — ensuite l'artère maxillaire interne accompagnée de sa veine — et enfin les branches du nerf maxillaire inférieur, le nerf massétérien et le nerf buccal. On arrive ainsi sur la paroi osseuse de la suture squamo-sphénoïdale dont l'importance est considérable. C'est là, en effet, au niveau de l'écaille du rocher, que l'on peut enlever une couronne de trépan pour se donner du jour et aller à la recherche du ganglion de Gasser dans le cavum de Meckel.

C. **Voie d'accès dans la fosse ptérygo-maxillaire.** — Cette fosse peut être également mise à nu par l'ablation de l'arcade zygomatique. En réclinant fortement le muscle temporal en arrière, on la découvre aussitôt, et dans elle le ganglion de Meckel, accompagné du nerf sphéno-palatin, de l'artère sphéno-palatine et du nerf maxillaire supérieur.

CHAPITRE III

TECHNIQUE DE L'OPÉRATION

Dans le courant de l'année dernière, au mois de novembre, et cette année au mois de janvier, M. le professeur agrégé Gangolphe pratiqua deux opérations de résection du trépied orbitaire externe, dont il communiqua les observations à la Société de chirurgie de Lyon, dans les séances des 21 et 28 février dernier, et au XIIIe Congrès international de chirurgie, à Paris, dans la séance du 23 octobre.

OBSERVATION I

Chez le premier malade, il s'agissait d'un ostéo-sarcome de l'orbite chez un jeune homme, sarcome assez volumineux pour déformer notablement le visage et dévier le globe de l'œil en haut et surtout en dedans. La tumeur se montrait sous l'aspect d'une bosselure bleuâtre occupant la partie externe de l'orbite dans toute sa moitié, et paraissant plonger au-dessous de l'œil. De consistance molle, rénitente, la tumeur n'était pas réductible, ne battait pas, n'augmentait pas sous l'influence de la position déclive de la tête. La note suivante, écrite par le malade lui-même, me renseignait sur le développement de la maladie et les troubles fonctionnels qui en étaient la conséquence.

« Je n'ai pas souvenir d'avoir reçu un coup ou d'avoir subi un choc quelconque à l'endroit où la tumeur s'est produite. Aucune douleur névralgique. Deux mois environ avant l'apparition de la tumeur, j'ai cru remarquer, au bord de l'œil, une légère ombre bleutée, à laquelle je n'ai pas attaché d'importance. La tumeur a commencé à évoluer aux premiers jours de juillet. D'abord un peu d'œdème de la paupière et du bord externe de l'orbite ; un noyau de consistance molle. En huit jours, la tumeur atteignit à peu près la moitié du volume qu'elle avait quatre mois plus tard. On sentait, au toucher, un peu de fluctuation et des espèces d'épines osseuses sur le bord de l'orbite. On me fit, vers la fin de juillet, deux ponctions à la seringue de Pravaz ; elles donnèrent du sang un peu clair, du liquide hématique. La poche d'où provenait ce liquide se remplit à nouveau, presque immédiatement après chaque ponction. A ce moment, on diagnostiquait un kyste hématique, accompagné d'un peu de périostite. Aucune inflammation ; la vue de l'œil était normale.

La tumeur demeura à peu près stationnaire pendant deux mois ; c'est vers la fin de septembre qu'elle recommença à augmenter sensiblement, en se portant de plus en plus vers l'os malaire. En même temps, il se produisit un léger soulèvement de la paupière et la vue de l'œil droit faiblit beaucoup. Pourtant, pas de diplopie ; seulement, les objets m'apparaissaient à travers un nuage et je lisais très difficilement de l'œil droit Quelquefois, j'éprouvais des sensations brusques de lueur, des phosphènes. Une troisième ponction, pratiquée à cette époque, donne du sang à peu près pur, en plus grande quantité que les deux premières fois. Cette ponction semble avoir plutôt accéléré la marche de la tumeur. C'est alors qu'on diagnostique un ostéosarcome. A aucune époque de la maladie la santé générale n'a souffert de l'évolution de la tumeur. Jamais aucun trouble névralgique dans la région atteinte. »

Je soumis le patient à l'examen de M. le professeur Gayet qui constata l'intégrité du fond de l'œil.

Sûr du diagnostic, mais non de l'étendue de la lésion, pas plus que de son point de départ primitif, je devais régler mon intervention de manière à me donner le plus de jour possible; d'autre part, je devais tout faire pour sauvegarder l'œil. Je décidai d'ouvrir largement la cavité orbitaire, en supprimant sa paroi externe. Celle-ci constitue une sorte de trépied formé par l'apophyse zygomatique, l'apophyse orbitaire du frontal et le malaire uni à la tubérosité maxillaire. Une petite lame, fournie par le sphénoïde, complète en arrière et en dehors cette partie de la paroi orbitaire. Sans doute, une portion de l'orbite échappe encore au chirurgien, mais c'est la portion la plus reculée, formée par la grande aile sphénoïde, et que l'on ne peut toucher sans ouvrir la fosse cérébrale moyenne. J'estimai que la section des trois pédicules du trépied et l'ablation de celui-ci me donneraient un jour suffisant.

Pour ménager autant que possible l'esthétique, je résolus d'employer une incision en Y couché horizontalement. Sur l'apophyse zygomatique, et parallèlement à elle, l'incision se dirigeait horizontalement en avant pour se bifurquer, l'un des traits passant dans le sourcil, l'autre se prolongeant dans le pli palpébral inférieur. C'est ainsi que fut réglée l'opération. Elle fut pratiquée le 17 novembre 1900.

Anesthésie à l'éther. Incision en Y dont la branche verticale chemine transversalement dans la région temporale, immédiatement au-dessus de l'arcade zygomatique, sur une longueur de 6 à 8 centimètres, et s'arrête à l'apophyse orbitaire externe du frontal. Les branches obliques suivent, l'une le bord inférieur, l'autre le bord supérieur du pourtour osseux de l'orbite, sur une longueur de 5 centimètres. La branche supérieure qui suit la ligne sourcilière n'a été tracée qu'après coup; on a cru pendant quelque temps que l'on pourrait se dispenser de la faire.

L'incision pénètre d'emblée jusqu'à l'os. Le lambeau triangulaire ainsi délimité, et qui comprend la région de la commissure palpébrale, est récliné en dedans, au moyen d'une pince hémostatique à griffes. On pince, chemin faisant, toutes les grosses veines sous-cutanées que l'on a à sectionner, et on isole aisément la partie proéminente de la tumeur. On s'aperçoit alors que celle-ci s'implante solidement sur la portion malaire du rebord orbitaire, et paraît plonger profondément dans l'orbite. Le sacrifice de l'os malaire, absolument inévitable, est décidé.

On dénude alors, au bistouri d'abord, puis à la rugine, les trois pédicules osseux qui relient cet os au massif facial, à savoir : l'apophyse orbitaire, l'arcade zygomatique et l'angle antéro-inférieur du malaire, s'articulant avec le maxillaire supérieur. Puis on sectionne ces pédicules au moyen de la cisaille de Liston, mais très prudemment, afin d'éviter : pour le pédicule supérieur, la production possible d'un trait de fracture qui, suivant le plafond de l'orbite, irait ouvrir la boîte cranienne ; pour le pédicule inférieur, l'ouverture du sinus maxillaire, qui est à craindre, car la tumeur descend jusqu'au plancher de l'orbite.

L'os malaire ou, mieux, le trépied orbitaire devenu mobile, on le saisit avec un davier et on le fait basculer en dedans; cet os entraîne avec lui un fragment du plafond du sinus. On bouche momentanément cette ouverture avec une mèche de gaze iodoformée, on libère le malaire des adhérences musculaires et périostiques qui le retiennent encore, et il ne reste plus qu'à disséquer le prolongement orbitaire du sarcome.

Au cours de ces manœuvres, la tumeur s'est rompue et vidée en partie; il en est sorti une matière solide, analogue à du frai de poisson.

Reste la membrane limitante qui adhère solidement à l'os malaire, puis à la graisse orbitaire et au muscle droit externe. On dissèque cette poche à coups de ciseaux et on l'enlève sans en rien laisser.

Toilette de la plaie opératoire. L'œil, intact, reprend sa place. Sitôt après l'ablation de la tumeur, les vaisseaux périphériques ont cessé de saigner, et l'on peut suturer sans faire une seule ligature. Mèche de gaze dans le sinus. Drain dans la partie supérieure de la plaie. Pansement légèrement compressif.

Je retirai la mèche au premier pansement, trois jours après l'opération ; je laissai un petit drain ; les fils à suture furent enlevés le sixième jour, et, le dixième, le sujet quittait Lyon, ayant encore un petit drain qu'il supprima peu après. L'ouverture du sinus, nécessitée par l'implantation même de la lésion, n'eut donc pas d'autre suite qu'une certaine prolongation du drainage. Actuellement, l'état local et général ne laisse rien à désirer.

Afin de compléter cette observation, et sur le conseil de M. le professeur agrégé Gangolphe, je me suis adressé au médecin ordinaire du malade, qui a bien voulu, à plusieurs reprises, m'envoyer les renseignements suivants : « La cicatrisation de la plaie s'est faite assez rapidement, et sans autre complication que de l'œdème des parties voisines, lorsque le drain venait à s'obturer ; le malade est toujours en bonne santé » (mai 1901).

« La cavité produite par l'ablation de l'os malaire s'est rempli d'un tissu fibreux très résistant que le doigt a peine à déprimer. La cicatrice n'a rien de déplaisant, et l'aspect extérieur s'est encore modifié à l'avantage du malade. Je viens de revoir celui-ci, et j'ai constaté avec satisfaction qu'il n'y avait aucune tendance à la récidive ; pas de gonflement, pas de maux de tête ; la vision est redevenue tout à fait normale » (juillet 1901).

M. Gangolphe a revu ce malade au mois d'octobre dernier, et il lui a été donné de constater lui-même l'excellent état de santé de celui-ci ainsi que le bon aspect de la cicatrice (novembre 1901).

OBSERVATION II

Le second malade était atteint d'un épithéliome très étendu de la face et de l'orbite. Voici son observation : « Ch... Albert quarante-quatre ans, jardinier, entre salle Sainte-Marthe, n° 22, le 17 janvier 1901.

Rien à noter comme antécédents héréditaires ni personnels, à part ceux relatifs à son affection actuelle. Il y a deux ans, cet homme remarqua une petite verrue dans la région de la commissure palpébrale externe, du côté droit; cette sorte de verrue s'ulcéra, le sujet y mit une pommade rouge. Assez rapidement, l'ulcération s'étendit et gagna la région orbito-temporale, la joue, la paupière inférieure, et pénétra dans l'orbite.

Actuellement, la lésion est très étendue; non seulement elle occupe les points précités, mais la conjonctive bulbaire est envahie, de telle sorte que le tiers au moins du globe de l'œil est recouvert par l'épithélioma, de même l'infiltration cancéreuse exigera le sacrifice total de la paupière inférieure. Les mouvements du globe de l'œil sont intacts, de même que les fonctions visuelles, Les ganglions sont égaux des deux côtés ; l'état général est bon.

Au premier abord, il paraissait difficile d'entreprendre une opération radicale, surtout à cause du prolongement intra-orbitaire de l'épithélioma. Il fallait préserver l'œil et enlever la lésion ; d'autre part, je devais me préoccuper de la restauration post-opératoire. Je résolus de sacrifier le trépied orbitaire, non seulement pour atteindre les prolongements intra-orbitaires très complètement, nettoyer le globe de l'œil, enlever les points où l'épithélioma pouvait toucher l'os, mais encore pour supprimer des reliefs osseux inutiles et gênant les tentatives de restauration.

En opérant *larga manu*, j'allais détruire une étendue considérable de téguments sains ou malades, mettre à nu une très notable portion du squelette de la face; je pensais que l'étoffe me manquerait pour la recouvrir. Pour supprimer en partie cet inconvénient, je devais enlever les reliefs osseux. Ce n'est donc pas pour réséquer des portions osseuses supposées ou reconnues atteintes par le néoplasme que je décidai de faire ce sacrifice.

Au cours de l'opération, et comme on peut le voir sur cette pièce, une érosion de 2 ou 3 millimètres était la seule altération du squelette.

Le 21 janvier, l'opération fut pratiquée suivant les données générales :

1° Anesthésie à l'éther. Longue incision en raquette, la queue, partant du tragus parallèlement à l'arcade zygomatique, permet de reconnaître l'absence des ganglions pré-auriculaires; la raquette circonscrit, très irrégulièrement, bien entendu, les limites de l'ulcération. Les tissus sont enlevés jusqu'au squelette, la paupière inférieure est supprimée en entier, le point lacrymal inférieur est seul conservé;

2° Section à la cisaille des trois branches du trépied, le zygomatique, le frontal, puis le malaire;

3° La conjonctive bulbaire, les tissus de la partie externe de l'orbite sont expurgés de toute lésion; la graisse rétro-bulbaire apparaît intacte.

A ce moment la surface cruentée mesure bien 8 à 9 centimètres dans le sens antéro-postérieur, et 7 ou 8 dans son grand diamètre. L'hémostase est facilement faite.

4° Sutures. — Il est impossible de refermer par un procédé autoplastique une telle surface; ce serait dépouiller Pierre pour habiller Paul. Je pratique la *suture forcée*. C'est là un expédient plutôt qu'une méthode, sur les avantages duquel j'ai attiré l'attention dans la thèse de M. Decornoz. Une première rangée de sutures, placée à bonne distance des bords de la plaie (de manière à être serrée sans qu'elle puisse couper) est serrée et diminue notablement la plaie; une seconde, puis une troisième finissent par réduire à une étendue très minime cette large surface. Il est inutile de faire remarquer que, sans le sacrifice préalable du trépied orbitaire, on n'aurait pas obtenu ce résultat. Je m'attache particulièrement à attirer fortement la paupière supérieure en bas, de manière à ce qu'elle protège l'œil; c'est à la paupière supérieure, restée seule, que devra incomber cette fonction.

Les suites furent des plus simples. Aujourd'hui, vingt jours après l'opération, la cicatrisation est totale, ou peu s'en faut, comme vous le voyez; d'autre part, le globe de l'œil est préservé, intact, et la paupière supérieure suffit à son occlusion. J'ajoute que la déformation due à la résection du trépied orbitaire est extrêmement peu considérable.

Des nouvelles récentes du malade nous permettent d'apporter ici un complément à cette observation : le malade se trouve complètement guéri ; aucune tendance à la récidive. Mouvements de l'œil indemnes, acuité visuelle normale. Très lèger affaissement de la joue droite.

C'est après sa première opération que M. le professeur agrégé Gangolphe voulut bien nous engager à étudier la question pour en faire le sujet de notre thèse. Depuis, nous avons répété l'opération un certain nombre de fois à l'amphithéâtre, tant pour déterminer le manuel opératoire que pour déterminer le siège exact des différents organes qu'elle met à découvert, et nous avons été émerveillé autant de sa grande facilité, que de sa supériorité comme voie de pénétration, sur les procédés antérieurs. Nous croyons pouvoir en fixer la technique de la manière suivante :

Résection définitive.

1° *Préparatifs de l'opération.* — L'appareil instrumental ordinaire de ce genre d'opérations, bistouris, rugines, spatules, sondes cannelées, daviers de Farabeuf, pinces-gouge, pinces hémostatiques, etc., devra comprendre notamment une gouge et un maillet, une scie à chaîne et des cisailles de Liston. Les sections osseuses peuvent toutes être faites avec l'un quelconque de ces derniers instruments, suivant les habitudes et les préférences de l'opérateur. Krönlein, dans son opération, Valude et Chevallereau qui l'ont imité, se sont servis d'un ciseau fin et tranchant; Becker, pour la paroi orbitaire, employa une petite scie longue et pointue ; et M. Gangolphe, dans ses deux opérations, ne fit usage que de la cisaille de Liston. Mais, pour les raisons que nous avons exposées plus haut, il nous paraît préférable de pratiquer la section de l'apophyse frontale avec la gouge et le maillet et celle du malaire avec la scie à chaîne, bornant l'emploi de la cisaille à la section de l'apophyse zygomatique.

Toilette habituelle du chirurgien, des aides et du malade. Celui-ci, endormi, est apporté sur la table d'opérations, la tête est soulevée par un billot ou un coussinet, et la face tournée du côté du jour, de manière à mettre en pleine lumière le champ opératoire. Les régions temporale et sourcilière sont rasées et toute la région soigneusement lavée, brossée et aseptisée. Le cuir chevelu est recouvert d'un bonnet de caoutchouc, et le champ opératoire cerné par des compresses aseptiques.

2° *Premier temps de l'opération.* — L'incision cutanée affecte la forme d'un Y couché transversalement, dont la queue se dirige de l'oreille à l'orbite, et dont les deux branches obliques en haut et en bas encadrent tout le rebord externe de l'orbite. Elle se fait de la manière suivante. Armé d'un fort bistouri qui lui permet de traverser d'un premier coup toutes les parties molles, le chirurgien commence une première incision rectiligne à environ 2 centimètres en avant du tragus, et la dirige suivant la face externe de l'apophyse zygomatique jusqu'à un centimètre de l'angle externe de l'orbite. A l'extrémité antérieure de cette première incision, il en mène une deuxième dirigée obliquement en haut et en avant jusqu'à 1 centimètre au-dessus de la suture fronto-malaire, qui est perceptible au doigt. La troisième incision, partant également de l'extrémité de la première, est menée obliquement en bas et en avant jusqu'à 1 centimètre en avant de l'angle inféro-externe de l'orbite. Ces trois incisions, faites d'emblée jusqu'à l'os, ne divisent aucun muscle, aucun vaisseau, ni nerf importants ; seules, quelques veines sous-cutanées donnent un peu de sang qu'il est facile d'arrêter. Elles figurent, comme nous venons de le dire, un Y couché, dont les trois branches délimitent trois lambeaux triangulaires réunis par leur sommet. Le chirurgien dissèque successivement les deux lambeaux postérieurs qu'il relève en haut et en bas, et enfin le triangle antérieur jusqu'au point précis où il dépasse le rebord orbitaire.

A ce moment, il dépose son bistouri et, à l'aide d'une spatule mousse, il pénètre dans l'orbite, le long de sa paroi externe, pour dilacérer le tissu conjonctif qui entoure le globe de l'œil et qu'il sépare du périoste orbitaire. Ce temps de l'opération est encore très aisé, sans qu'on ait à toucher au globe de l'œil ; mais, en cas de nécessité, rien ne s'oppose à ce qu'on récline celui-ci successivement en dedans et en haut, puis en dedans et en bas, avec toute la masse du lambeau antérieur.

Tout le bloc osseux à enlever étant ainsi mis à nu, le chirurgien prend une rugine à tranchant convexe, et, repassant dans ses incisions, il décolle le périoste successivement le long de l'apophyse zygomatique, puis le long de la branche montante du malaire, jusqu'à environ 2 on 3 millimètres au-dessus de la suture fronto-malaire, enfin, le corps du malaire jusqu'à 1 centimètre environ de sa suture avec le maxillaire supérieur, c'est-à-dire jusqu'au prolongement de son angle inféro-externe. Le trépied orbitaire est ainsi dénudé sur toute sa base, et il ne reste à ruginer que la fosse temporale. Conduisant alors sa rugine en arrière de l'apophyse orbitaire du malaire, le chirurgien la dirige d'avant en arrière, et détache toutes les fibres du muscle temporal qui sont en connexion avec les surfaces osseuses, jusqu'à ce qu'il aperçoive la suture sphénoïdo-malaire, qui marque la limite de cette manœuvre.

Dans le cas où l'on veut pratiquer une opération temporaire, la paroi externe de l'orbite est ruginée de la même manière, à moins qu'il ne soit inutile ou impossible de la dépérioster, la cavité orbitaire étant rendue inabordable par la nature ou le volume de la lésion, comme cela s'est produit dans les cas de Becker et de M. Gangolphe.

Le chirurgien reprend alors sa spatule mousse ou mieux une sonde cannelée, et l'introduit le long du malaire sur le plancher de l'orbite, au niveau de son angle inféro-externe, et jusqu'à une profondeur de un centimètre et demi environ, pour y rechercher la fente sphéno-maxillaire. Dès qu'il l'a trouvée, il y enfonce la sonde, dont il pourra sentir l'extrémité dans la fosse ptérygo-maxillaire, à l'endroit où s'est arrêtée la rugination périostique. — Le premier temps de l'opération est alors complètement exécuté et le chirurgien passe aux résections osseuses.

3° *Deuxième temps de l'opération.* — Des recherches que nous avons entreprises à l'amphithéatre, il résulte que, pour éviter la mobilité prématurée du trépied ou la production de fêlures ou d'éclatement des os, et tout en se servant d'instruments solides et bien coupants, il y a avantage, pour le chirurgien, à commencer les sections osseuses par les deux antérieures, et tout d'abord, par la frontale. L'expérimentation nous a démontré aussi que, pour pénétrer dans la suture sphéno-malaire, il faut commencer la section non pas à la suture frontale, mais un peu au-dessus.

Le point choisi à 2 millimètres plus haut, a de plus l'avantage de donner une entrée plus large dans l'orbite, tout en ménageant la glande lacrymale, dont l'extrémité inférieure arrive à 3 millimètres de cette suture. Nous avons dit qu'il est préférable d'opérer cette première section osseuse à l'aide de la gouge. Le chirurgien amorce donc son instrument à 1 millimètre au moins au-dessus de la suture fronto-malaire et sur le côté externe du rebord orbitaire, en ayant soin de le maintenir perpendiculairement au plan osseux afin d'éviter tout dérapage qui pourrait amener quelque échappée dans l'intérieur de l'orbite. Quand la gouge a bien mordu dans le tissu osseux, le chirurgien relève le manche de l'instrument et le dirige obliquement dans la suture sphénoïdo-malaire jusqu'à la rencontre de la fente sphéno-maxillaire.

La section antéro-inférieure se fait à la scie à chaîne, qui offre plus de facilité, de régularité et de sécurité.

Nous avons vu plus haut qu'une sonde cannelée dirigée le long du bord inféro-externe du plancher orbitaire pénétrait aisément dans la fente sphéno-

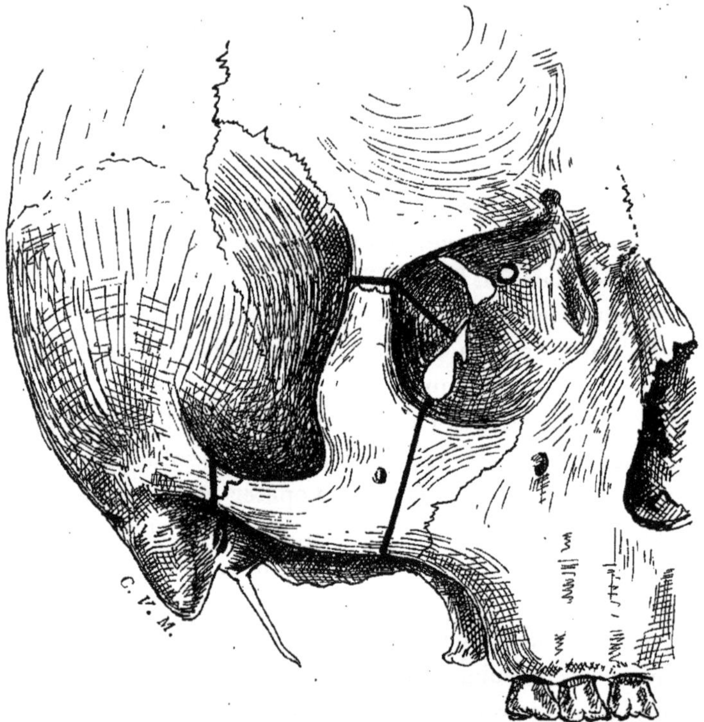

Sections osseuses de l'opération de Gangolphe.
(Résection du trépied orbitaire externe).

maxillaire. Cette sonde mise en place sert de guide pour introduire dans la fente l'extrémité de la scie à chaîne qui ressort en arrière dans la fosse ptérygo-maxillaire; le chirurgien la tire à lui au moyen d'une pince et il n'a plus qu'à manœuvrer la scie en bas et en avant, en prolongeant la direction même de la fente sphéno-maxillaire. Le seul accident à redouter ici est l'ouverture du sinus maxillaire, à cause des infections qui peuvent en résulter, suppurations immédiates et plus tard troubles trophiques oculaires. Pour se mettre à l'abri de cette éventualité, le chirurgien se guide sur le tubercule malaire, qu'il doit laisser à 2 millimètres environ en dedans de sa section.

Reste enfin la section de l'apophyse zygomatique du temporal, que l'on peut faire d'un simple coup de cisaille de Liston, immédiatement en arrière de la suture, ce qui suffit pour les interventions intra-orbitaires, ou plus loin si les nécessités de l'opération l'exigent; il nous semble cependant qu'on ne doit pas dépasser le bord antérieur du ligament latéral externe de l'articulation temporo-maxillaire.

Tout le trépied osseux étant ainsi réséqué, le chirurgien le détache des diverses adhérences musculaires ou aponévrotiques qui le retiennent encore, puis il l'enlève d'un seul bloc à l'aide du davier de Farabeuf. Non point que cette dernière manœuvre nécessite quelque force ; sur le cadavre, on cueille pour ainsi dire le trépied sans effort aucun et à l'aide des doigts passés sous l'apophyse zygomatique d'une part, et, d'autre part, dans le renfoncement osseux qui suit le rebord de l'orbite ; mais il est toujours indiqué de préférer l'emploi des instruments à celui des doigts pour manœuvrer dans les plaies opératoires,

Il faut cependant faire ici cette remarque, que lorsqu'on attire à soi le trépied détaché, la séparation d'avec le squelette cranien se fait, pour ainsi dire toujours, tout le long de la suture sphéno-malaire; c'est ce que nous avons observé dans presque toutes les résections que nous avons pratiquées à l'amphithéâtre. On laisse ainsi au fond de l'entonnoir orbitaire la petite lamelle triangulaire de l'aile du sphénoïde qui constitue le sommet de notre trépied. Cette lamelle, mince et transparente, ne tient aux tissus profonds que par son bord postérieur, et on peut l'enlever à l'aide d'un ou de deux coups de la pince-gouge.

L'ablation du trépied orbitaire se trouve ainsi complètement achevée, et l'entonnoir orbitaire largement ouvert dans les trois quarts antérieurs de sa face externe. L'opération de Gangolphe est exécutée, et il ne reste au chirurgien qu'à pratiquer l'intervention dont celle-ci a été le prologue, ablation de tumeurs intra-orbitaires, etc. Si même la lésion, néoplasique ou autre, a son siège ou son implantation dans la paroi même de l'orbite qui vient d'être enlevée, l'opération se trouve achevée complètement, et il suffit alors de régulariser la plaie et de la nettoyer, en arrêtant l'écoulement du sang, qui est ordinairement médiocre, à moins qu'il ne s'agisse d'une tumeur très vasculaire. Dans ce cas, on peut être amené à pratiquer l'hémostase par la compression, la ligature ou les pinces à demeure.

Le pansement est très simple ; le chirurgien recherche la réunion par première intention ; il rapproche les trois lambeaux cutanés par trois lignes de sutures dont le dessin reproduit sur la peau l'Y renversé des premières incisions. Si, la peau ayant participé à la lésion, il s'est vu obligé à la réséquer également, il pourra avoir recours, pour en rapprocher les lambeaux, à la suture forcée, comme l'a fait M. Gangolphe dans notre observation II, où il a obtenu un très beau succès, tant au point de vue des suites immédiates de l'opération, qu'au point de vue esthétique ultérieur.

Les résultats de l'opération sont, en effet, très satisfaisants. La réunion primitive paraît devoir être la règle, avec absence de complications d'aucune sorte. Plus tard, la perte de substance osseuse se comble rapidement, et au bout d'un certain temps la déformation qui en résulte est fort peu considérable, comme on le voit dans les photographies de nos deux opérés, faites six mois après l'intervention. L'esthétique de la face n'en souffre donc pas trop, pas plus que la protection de l'orbite, grâce à un tissu fibreux résistant qui relie la section du malaire à celle de l'apophyse orbitaire du frontal et reconstitue une nouvelle paroi orbitaire externe. Quant à l'œil, l'organe principal qu'il s'agit de sauvegarder, il a pu être écarté et protégé durant tout le cours des manœuvres opératoires, et remis à sa place aussitôt après ; il continue donc à jouir de l'intégrité de toutes ses fonctions, sauf les cas, bien entendu, où le siège de la lésion a forcé l'opérateur à entamer le nerf optique, les nerfs ciliaires ou les muscles et nerfs oculo-moteurs.

Résection temporaire.

Dans les deux cas de M. Gangolphe que nous avons relatés plus haut, l'opération a été pratiquée pour des lésions néoplasiques qui ont nécessité la résection définitive. La résection temporaire n'a pas encore été faite sur le vivant. Nous estimons, après M. le professeur agrégé Gangolphe, qu'elle peut être entreprise comme prologue d'une autre intervention, soit dans la cavité orbitaire, soit dans les fosses temporale, zygomatique et ptérygoïde. Nos expériences d'amphithéâtre nous permettent de croire qu'elle serait très simple ; mêmes incisions cutanées, mêmes sections osseuses ; le périoste sera ruginé seulement au niveau des points de section. Le volet osseux constitué par le trépied réséqué sera rabattu, suivant le cas, en bas et en dehors, ou bien en avant, durant le cours de l'intervention complémentaire, pour être remis en place à la fin. Si, comme nous l'avons dit plus haut, on a eu soin de faire les sections osseuses obliquement de dehors en dedans, les biseaux du fragment enlevé s'adapteront dans les biseaux des os restants, et le trépied rentrera aisément dans la brèche osseuse, où on pourra le fixer par quelques points de suture périostique au catgut. La coaptation sera ainsi parfaite, et maintenue par les sutures cutanées et un pansement légèrement compressif.

CHAPITRE IV

INDICATIONS DE L'OPÉRATION

De l'étude qui précède ressortent nettement les diverses indications de la résection du trépied orbitaire externe ; ces indications sont plus étendues que celles de l'opération de Krönlein qui sont pour ainsi dire limitées à la chirurgie orbitaire. L'opération de Gangolphe s'étend en outre au pourtour externe et au voisinage de l'orbite, et les indications qu'elle embrasse peuvent être divisées en deux catégories, suivant qu'elles se rapportent à la chirurgie orbitaire ou à la chirurgie générale péri et para-orbitaires.

A. Chirurgie orbitaire.

La principale source des indications de l'opération réside dans l'ablation des tumeurs de l'orbite. Ces tumeurs sont en effet très fréquentes ; d'après les statistiques de Berlin (1880), reproduites par tous les auteurs qui l'ont suivi, elles constituent 41,7 pour 100 des maladies de cette cavité. Elles sont aussi de siège et de volume très variés. Les unes se développent dans les organes et tissus de l'intérieur de l'orbite et restent libres de toute attache avec les parois de la cavité ; les autres proviennent primitivement de ces parois mêmes; quelques-unes enfin, nées et développées dans les cavités voisines, pénètrent dans l'orbite soit par les interstices, soit par le refoulement de ses parois. Toutes, à mesure qu'elles se développent, se manifestent par une série de symptômes communs qui sont connus et sur lesquels nous n'avons pas à revenir ici.

Nous avons vu, au chapitre de l'historique, que tous les procédés mis en œuvre jusqu'à ces dernières années pour l'extirpation des tumeurs orbitaires péchaient par les mêmes inconvénients, étroitesse de la voie d'accès, d'où impossibilité de voir, surtout de manœuvrer dans le fond de l'orbite, et par conséquent opérations incomplètes et irrégulières. Souvent on était obligé de sacrifier le globe de l'œil même sain, soit au début, soit au cours de l'opération, pour pouvoir atteindre ou circonscrire, ou déraciner la tumeur, soit même à la fin pour permettre l'hémostase ou le curage de la cavité orbitaire ; et quand on parvenait à le conserver, il arrivait fréquemment des accidents de vitalité ou de motilité du globe qui l'annulaient et qui équivalaient à sa suppression ou même la nécessitaient plus tard. De plus, l'étroitesse de l'ouverture d'entrée obligeait le chirurgien à arracher les tumeurs qu'il ne pouvait amener au dehors ; les unes se rompaient et déversaient leur contenu dans l'orbite, les autres étaient dilacérées et laissaient également dans l'orbite leur base d'implantation, leurs racines et leurs prolongements. De là des infections immédiates ou secondaires, c'est-à-dire des suppurations et des fistules, des réunions incomplètes et irrégulières, des repullulations et des récidives.

L'opération de Krönlein a été un progrès considérable sur toutes celles qui l'ont précédée, en donnant un jour plus étendu à l'opérateur, sans augmenter beaucoup les difficultés opératoires, et facilitant pour les petites tumeurs libres et encapsulées leur extirpation complète et, pour les néoplasmes implantés dans les parois, leur ablation ou tout au moins la rugination de leur base d'implantation.

Elle a démontré également qu'on pouvait tenter avec succès dans cette région des résections assez considérables, soit définitives, soit temporaires, en un mot, y créer à volonté de larges brèches osseuses destinées à rester sans trop de déformation, ou des volets ostéoplastiques dont la vascularité assurait la réunion ultérieure. On pourrait donc dire qu'elle était, jusqu'à un certain point, l'opération à la fois suffisante et nécessaire, si déjà les chirurgiens qui l'ont pratiquée et qui en ont proclamé tous les avantages n'y avaient remarqué aussi un certain nombre d'inconvénients.

Son principal défaut est encore l'insuffisance du jour que le chirurgien peut se donner. Exécutée telle que Krönlein l'a décrite, elle donne d'après Chaillous une ouverture de 5 à 6 centimètres de large sur 3 ou 4 de hauteur, et met à découvert la moitié postérieure du globe oculaire, l'entonnoir musculaire qui le coiffe et les deux tiers antérieurs du nerf optique, le tiers postérieur restant caché par la lame de la grande aile du sphénoïde qui fait suite à la suture sphénoïdo-malaire. Ces dimensions, bien que nous paraissant exagérées, sont encore insuffisantes; on voit tout d'abord que la partie la plus profonde de l'entonnoir orbitaire n'est guère accessible à l'opérateur; il peut voir, il peut toucher du doigt l'extrémité postérieure du nerf optique, mais il ne pourra y opérer qu'à l'aveugle. C'est ainsi que des opérateurs ont sectionné le nerf optique sans le vouloir, et que d'autres n'ont pu pratiquer la ligature des artères. En largeur il faut, pour se donner du jour, faire tout d'abord la section du muscle droit externe, récliner fortement les autres, luxer provisoirement le globe de l'œil, etc. Si la tumeur est osseuse, et reste limitée à la paroi externe, l'opération est assez simple, et ces manœuvres pourront suffire; mais s'il s'agit de la voûte ou du plancher de l'orbite, et surtout de la paroi interne, les difficultés sont presque insurmontables et entraînent la nécessité de sectionner d'autres muscles que le droit externe, c'est-à-dire que les dimensions de l'ouverture sont insuffisantes en hauteur aussi bien qu'en profondeur et en largeur.

Ces difficultés de manœuvres sont la source d'inconvénients graves et, dans les observations de Krönlein et des chirurgiens qui l'ont imité, nous retrouvons la liste des mêmes accidents que l'on avait observés dans les procédés antérieurs. Ce sont :

1° Au point de vue de l'opération elle-même, l'impossibilité de voir et de manœuvrer au font de l'orbite, hémostase, asepsie, et antisepsie difficiles et aléatoires, suppurations, etc,

2° Au point de vue des tumeurs, rupture et issue prématurées de celles qui sont fluctuantes, dilacération et ablation incomplètes de celles qui sont solides, enfin abrasion impossible de celles qui sont implantées dans dans les parois osseuses; ces divers inconvénients pouvant tous être cause de suppurations, de récidives et de généralisations ultérieures.

3° Enfin au point de vue de l'avenir du globe de l'œil, les accidents consécutifs que nous avons relevés peuvent être ramenés aux quatre chefs suivants. — *a)* Troubles musculaires, tels que difficulté ou impossibilité de l'abduction du globe, strabisme, immobilité du globe et blépharoptose, déterminés soit par la section des muscles, soit par leur enclavement dans la cicatrice ou dans le cal osseux. — *b)* Diminution ou même abolition de la sensibilité de la cornée. — *c)* Troubles ou abolition de l'acuité visuelle et amaurose, par section ou atrophie du nerf optique lésé durant l'opération. — *d)* Enfin troubles de la nutrition du globe, phtisie bulbaire, par suite de la section des nerfs et des artères ciliaires.

Les chirurgiens qui ont rencontré ces difficultés et ces accidents ont proposé diverses modifications au procédé de Krönlein, les unes changeant le tracé des incisions cutanées, les autres, comme celle de Czermak, écartant les sections osseuses dans le but d'agrandir le champ opératoire ; mais elles ne paraissent ni très pratiques ni très avantageuses. En France, Valude, Chevallereau et Chaillous exécutent l'opération en suivant à la lettre les indications de Krönlein, tout en reconnaissant qu'elle est souvent insuffisante et ne répond pas à toutes les indications. On peut lui appliquer jusqu'à un certain point le reproche que Domela-Nieuwenthius fait à l'opération de Knapp d'agir à l'aveugle ou dans l'obscurité (im Dunkeln), « et cela d'autant plus qu'on s'enfonce davantage ; c'est justement dans la profondeur où les rapports sont les plus compliqués qu'on voit le moins ce qu'on fait ». Chaillous, de son côté, termine sa thèse par cette phrase assez mélancolique : « Le chirurgien, en évitant autant que possible les sections musculaires, et en opérant avec asepsie, devra prétendre à des résultats plus parfaits que ceux obtenus jusqu'ici par l'opération de Krönlein. »

Qu'est-ce à dire ? sinon qu'il ne lui paraît guère possible de perfectionner la technique de l'opération, qui, pour donner tout ce qu'on en doit attendre, n'a d'autre recours que l'habileté du chirurgien. Dès lors, il en est du Krönlein comme des opérations auxquelles il s'est substitué. Tout en réalisant sur elles un grand progrès, il n'est pas le dernier mot du progrès et, s'il n'est pas perfectible en lui-même, il est indiqué de lui substituer à son tour une opération meilleure, plus large et plus profonde. Le Krönlein restera avec ses indications qui sont et resteront nombreuses, et les lésions pour lesquelles il sera jugé insuffisant ressortiront de la résection du trépied orbitaire externe.

C'est donc une affaire d'indications et de diagnostic et, sous ce rapport, il faut prendre en considération d'abord l'état local, ensuite l'état général du malade.

L'état local nous offre à considérer les caractères intrinsèques de la tumeur, volume, siège, nature et les symptômes de voisinage.

Au point de vue du volume, il est certain tout d'abord que si la tumeur atteint certaines dimensions, elle ne pourra pas sortir par l'ouverture du Krönlein et néces sitera la brèche plus large que donne le Gangolphe.

Il en est de même du siège de la tumeur. Si celle-ci est située du côté externe de l'orbite, comme certains kystes (kystes dermoïdes), le Krönlein peut être suffisant ; il en est de même pour la plupart des tumeurs du nerf optique et de celles qui sont libres et encapsulées dans la loge rétro-bulbaire. C'est surtout dans l'extirpation des tumeurs du nerf optique que le Krönlein a laissé voir sa supériorité sur tous les procédés antérieurs; c'est le premier qui ait permis au chirurgien de voir ce qu'il fait et de le faire avec aisance, avec sécurité et avec asepsie ; mais il ne donne accès au nerf que jusqu'à son tiers postérieur. Il faut ajouter aussi que cette supériorité n'est pas la perfection, puisque c'est après ces extirpations de tumeurs du nerf optique que l'on a signalé ces diverses infirmités persistantes après l'opération, paralysies du droit externe et quelquefois d'un ou deux autres muscles du globe, paralysies de l'orbiculaire et blépharoptose, paralysies des nerfs et des muscles ciliaires, etc., et qui entravent la motilité et souvent aussi la nutrition du globe.

Mais si la tumeur est profondément engagée dans le fond de l'entonnoir orbitaire, ou encore si elle siège à la voûte, au plancher ou à la face interne de l'orbite, et surtout si elle est adhérente aux os par une base d'implantation dont on ne connaît à l'avance ni le siège exact ni l'étendue, alors les difficultés de l'opération sont presque insurmontables; longue et difficile toujours, incomplète le plus souvent l'opération expose à des hémorragies, des suppurations, des récidives de la tumeur et des infirmités de la statique, de la motilité et de la vitalité oculaires.

Et sait-on jamais le siège exact, l'étendue, les prolongements et les connexions d'une tumeur cachée dans le fond de l'orbite ? Dans un cas de kyste dermoïde fluctuant, de la grosseur d'une noisette, Krönlein ouvrit la tumeur en voulant la disséquer et trouva à la voûte de l'orbite un orifice dans lequel le doigt introduit sentait les battements du cerveau. Dans un autre, Franke trouve un kyste sanguin de la voûte s'étendant en arrière jusqu'au *foramen opticum*, et pendant qu'il essaie de libérer la tumeur, la paroi orbitaire se déchire et le doigt pénètre dans une cavité remplie de caillots (Domela-Nieuwenhius, *passim)*.

La nature de la tumeur surtout doit entrer en ligne de compte ; s'il s'agit d'un kyste séreux ou hydatique, d'un lipome, on peut les enlever comme de simples corps étrangers, des projectiles par exemple, dût-on les rompre ou les fragmenter, pour les faire passer par l'ouverture du Krönlein. Il n'en est plus de même s'il s'agit de tumeurs dont la nature peut faire craindre la possibilité de difficultés plus grandes, et d'hémorragies opératoires comme les anévrismes et les angiomes ou de récidives comme les tumeurs malignes. Ici encore, il faut au chirurgien une large voie de pénétration qui lui permette d'opérer au grand jour, de faire toutes ses ligatures, d'enlever toute la base d'implantation de la tumeur.

Et je dirai ici, comme pour le siège, connaît-on jamais la nature exacte d'une tumeur, les modifications et les dégénérescences dont elle est susceptible. Même en présence d'une tumeur qui paraît bénigne, comme un lipome par exemple, il est prudent de faire un pronostic réservé et d'agir en conséquence. Virchow a dit quelque part : « Il s'agit bien plutôt d'établir l'échelle de la malignité que d'établir une distinction entre les tumeurs bénignes et les tumeurs malignes ». (Virchow, *die Krankhaften Geschwülste*, 1864.)

Enfin il faut prendre en considération l'état des parties avoisinantes et particulièrement du globe oculaire, si celui-ci est sain et la vision intacte, ou s'ils sont déjà altérés, s'il y a ou non déviation et dans quel sens, s'il y a protrusion du globe et à quel degré, et enfin s'il y a déformation ou hyperostose des parois orbitaires, etc,, tous symptômes qui, par leur réunion, contribuent à indiquer tout à la fois le siège, le volume et la nature de la tumeur.

L'état général lui-même doit entrer en ligne de compte pour renseigner le chirurgien sur la nature maligne et le degré d'envahissement de la tumeur aussi bien que sur la force de résistance de l'opéré.

Telles sont les indications qui dérivent de l'examen du malade. Quant à celles qui ont trait à l'opérateur et à l'opération, elles se bornent à deux et ne doivent pas être d'un grand poids dans la balance. C'est d'une part la difficulté et la longueur de l'opération et, d'autre part, le traumatisme qui en résulte. Or, l'opération de Gangolphe n'est guère plus difficile ou plus longue que l'opération de Krönlein. Les incisions cutanées ne sont pas plus étendues, tout en permettant de prolonger l'une ou l'autre, et de disséquer trois lambeaux qu'on peut ainsi agrandir à volonté, suivant les nécessités du moment. Seules, la perte osseuse et la brèche qui en résulte sont plus considérables. Mais cette considération n'a pas assez d'importance pour arrêter la main du chirurgien, instruit qu'il pourra dans certains cas recourir à la résection temporaire et que, dans les autres, la restauration des parties ne laissera après elle qu'une cicatrice régulière et peu déprimée.

Il faut remarquer d'ailleurs que c'est précisément la possibilité de pratiquer une perte de substance osseuse plus large qui est la raison d'être de notre opération. Becker, en relatant son observation, commence par faire remarquer que le siège et l'étendue de la lésion s'opposent à ee qu'il applique le procédé de Krönlein, ce qui le décide à en imaginer un autre plus large. Il en est de même pour M. Gangolphe qui, dans sa première observation, ignorant à la fois l'étendue et le point de départ de la lésion, dut régler son intervention en conséquence, de manière à se donner le plus de jour possible, tout en sauvegardant le globe de l'œil.

Après les tumeurs, les autres sources d'indications de l'opération de Gangolphe sont les corps étrangers, balles, éclats d'obus et autres projectiles plus ou moins volumineux, pointes de couteau, d'épée et de fleuret, bouts de canne, de parapluie, de flèche, tuyaux de pipe, clous, éclats de métal, de verre, de bois, etc. Ces corps, pénétrant avec plus ou moins de force, peuvent se loger dans la cavité orbitaire, ou s'enfoncer et s'enclaver dans les parois, ou même les traverser et s'implanter dans la base du crâne. Ils peuvent être tolérés plus ou moins longtemps sans donner lieu à aucun symptôme, ou bien déterminer les accidents les plus graves, accidents inflammatoires avec phlegmon de l'orbite, lésions du nerf optique ou hémorragie de sa gaîne avec atrophie et amaurose consécutive, lésions des muscles avec paralysie, et enfin lésion des vaisseaux avec toutes leurs conséquences et, parmi elles, l'anévrysme artério-veineux, comme dans les cas toujours cités de Nélaton. Nous ne parlons pas, bien entendu, des lésions du globe oculaire lui-même. L'extraction de ces corps vulnérants pour tous les organes intra-orbitaires, est donc une indication formelle de l'ouverture de l'orbite, et la largeur de cette ouverture dépendra également de la nature du corps étranger, de son volume, de la profondeur de son siège et des accidents qu'il peut déterminer.

D'autres traumatismes, fractures avec esquilles, avec fracas, écrasement ou enfoncement des os qui forment le rebord et les parois de l'orbite peuvent entraîner des complications du même genre et constituent des indications non moins immédiates. C'est ainsi que, à la suite d'une fracture de la base du crâne ayant déterminé la perte de la vision d'un œil, M. Röhmer (de Nancy) vient de pratiquer tout récemment l'opération de Krönlein pour essayer de dégager le nerf optique pris dans un cal osseux de la voûte orbitaire (*Revue médicale de l'Est*, 1er août 1901).

On peut résumer ce qui précède en disant que les indications de l'opération de Gangolphe en chirurgie orbitaire sont les mêmes que celles de l'opération de Krönlein, et en plus tous les cas où cette dernière est insuffisante. Nous avons signalé plus haut combien ces cas d'insuffisance sont nombreux, soit pour arriver au siège précis et à l'origine de la tumeur, circonscrire celle-ci en entier et la dégager des parties environnantes et enfin l'enlever de sa base d'implantation et l'attirer au dehors, soit pour faire la ligature des vaisseaux, soit enfin pour achever l'opération sans léser les organes voisins. Golowin, dans un cas de tumeur pulsatile consécutive à un coup de feu, se vit obligé de faire la ligature de la veine ophtalmique, mais il ne put parvenir à placer sa ligature dans le fond de l'orbite et dut faire l'hémostase avec deux pinces de Péan laissées à demeure; la réunion eut lieu par première intention, mais quinze jours après, suppuration de l'orbite et ouverture fistuleuse dans la conjonctive.

D'autres opérateurs, devant des hémorragies persistantes, durent recourir à la suture des paupières, à l'énucléation de l'œil, au curage et au tamponnement de l'orbite, et au thermocautère (Domela-Nieuwenhius, *passim)*. D'autre part Valude, extirpant un angiome caverneux du fond de l'orbite par le procédé Krönlein, dut sectionner les deux muscles droit externe et droit supérieur pour agrandir sa voie d'accès et, dans le cours de l'opération, il coupa également le nerf optique ; d'où accidents consécutifs de motilité et de nutrition du globe, abolition des mouvements en haut et en dehors et ulcération de la cornée. Dans un autre cas de tumeur du nerf optique, tous les muscles oculo-moteurs durent être enlevés avec le néoplasme, et les nerfs ciliaires réséqués en même temps; immobilisation complète de l'œil, ptosis palpébral, infiltration et ulcération de la cornée; ophtalmie persistante (*Annales d'oculistique*, 1900).

Il semble donc bien que, si les petites tumeurs du nerf optique et les kystes péribulbaires sont du ressort du Krönlein, les tumeurs plus grandes, à cause de leur volume, les tumeurs plus profondes, à cause de leur siège, les angiomes et les tumeurs pulsatiles, à cause des hémorragies, les tumeurs malignes, à cause de leur nature, et enfin les tumeurs osseuses, à cause de leur base d'implantation, présentent une indication formelle de procéder d'emblée à l'ouverture plus large par la résection du trépied orbitaire. Il en est de même en ce qui concerne les corps étrangers ou les fractures qui peuvent présenter les complications que nous avons énumérées plus haut.

B. **Chirurgie générale.**

Les indications de l'opération de Gangolphe sont ici moins nombreuses et moins précises. On peut néanmoins distinguer celles qui se rapportent à la région orbito-malaire antérieure, et celles qui peuvent surgir dans la région orbito-malaire latérale, c'est-à-dire dans les fosses temporale, zygomatique et ptérygoïde.

Les lésions de la région orbito-malaire antérieure sont celles du squelette ou des parties molles qui le recouvrent. Becker a fait son opération pour une hyperostose générale du pourtour orbitaire antéro-externe, et M. Gangolphe a été amené à exécuter la sienne pour un néoplasme étendu de la peau, en supprimant de propos délibéré les os qui n'auraient pas pu être recouverts après. A ces cas qui ont reçu la sanction de l'expérience, nous pouvons en ajouter d'autres qui peuvent se présenter tant dans la vie civile que dans les armées, tels que des nævi, des ulcérations, des néoplasmes, ou bien des traumatismes divers : plaies par instruments tranchants ou contondants, chutes, arrachements par machines, ou bien encore plaies par armes à feu, éclatement de gros projectiles, explosions de gaz, de mines, de poudrières, brûlures, etc. Tous ces traumatismes peuvent entraîner avec eux des accidents divers, pénétration de balles, éclats d'obus et autres corps étrangers, destructions étendues de la peau, fractures, enfoncements et pertes de substance des os, infections et suppurations interminables et, plus tard, des ostéites, caries, nécroses, fistules, des rétractions cicatricielles profondes ou difformes avec déviations de la peau, ectropions, enfin des kéloïdes et des néoplasmes.

En ce qui concerne la chirurgie de la région rétro-malaire, l'opération de Gangolphe peut aussi se trouver indiquée pour la création d'une voie d'accès facile vers les fosses qui s'y trouvent, les organes qu'elles contiennent, les lésions qu'on y peut rencontrer. C'est ainsi qu'elle peut conduire à l'extraction des corps étrangers, à l'ablation des tumeurs, à l'ouverture des abcès profonds des fosses temporale, zygomatique et ptérygoïde, — à la ligature des artères maxillaire interne et sphéno-palatine, — à la résection du nerf sphéno-palatin et du ganglion de Meckel.

Elle peut enfin être le premier temps ou prologue d'opérations plus profondes, telles que la trépanation du crâne pour la ligature de la méningée moyenne, la résection des nerfs maxillaire supérieur et maxillaire inférieur et du ganglion de Gasser lui-même, ou la régularisation des fractures, l'extraction des esquilles et des corps étrangers et enfin la recherche des balles perdues dans l'intérieur du crâne, après que la radiographie aura révélé leur siège.

Résection définitive et résection temporaire.

Il resterait à déterminer maintenant les indications distinctes de la résection définitive et de la résection temporaire. D'après Krönlein et les chirurgiens qui ont exécuté son opération, celle-ci doit être en principe toujours temporaire.

D'après l'opération de M. le professeur-agrégé Gangolphe, le tracé de l'incision cutanée et les sections osseuses, permettent également la résection temporaire ; mais de l'énumération de toutes les indications éventuelles que nous venons de faire, il semble ressortir que la majorité des cas réclamera le sacrifice définitif du trépied osseux, soit à cause de la nature de la lésion et de son siège, soit à cause de l'étendue de la perte osseuse qui rendra toujours aléatoire la réunion du fragment détaché. Si la résection définitive a pour elle la sanction de l'expérience, il n'en est pas de même de la résection temporaire qui n'a pas encore été tentée sur le vivant. Faire ici le départ des indications de l'une ou de l'autre, serait donc une tentative vaine et en tous cas prématurée. Il appartient aux chirurgiens qui exécuteront l'opération, de s'inspirer des circonstances, et c'est avec leurs observations que l'on pourra établir ultérieurement les situations qui motiveront l'une ou l'autre.

Il est cependant une indication générale qu'on peut poser à l'avance et formuler en deux mots :

a) Seront du ressort de la résection temporaire tous les cas d'intervention où la peau et les os du trépied réséqué restent sains et doués d'une vitalité suffisante pour leur réunion par première intention (ablation de corps étrangers, ablation de tumeurs orbitaires libres, résections des nerfs et des ganglions, etc).

b) Seront justiciables de la résection définitive tous les autres cas où les lésions des os ou de la peau empêchent de compter sur leur réunion, comme par exemple dans les deux observations de M. Gangolphe.

c) Un troisième cas peut se présenter, c'est celui où le diagnostic est incertain à certains égards, nature, siège, étendue, profondeur de la lésion, etc. En cette occurence, le chirurgien doit faire l'opération à titre d'intervention exploratrice, c'est-à-dire en se ménageant la possibilité de replacer le trépied réséqué dans sa situation, et c'est au cours de l'intervention qu'il se décidera pour la résection définitive ou pour la résection temporaire.

CONCLUSIONS

I. Divers procédés opératoires ont été mis en usage pour aborder les lésions pathologiques de la région rétrobulbaire de l'orbite. Les voiesd 'accès choisies ont été les suivantes :

1° *Voie transpalpébrale* (avec Maisonneuve, Acrel) ;

2° *Voie transcommissurale* (avec Velpeau, Wecker) ;

3° *Voie transconjonctivale* (avec Knapp, Röhmer, Lagrange) ;

4° *Voie transosseuse* (avec Krönlein, Gangolphe).

II. Il est hors de doute que les voies transpalpébrale, transcommissurale, transconjonctivale sont insuffisantes dans un grand nombre de cas. C'est pour ce motif que l'on a cherché un accès plus facile aux dépens de la paroi osseuse.

III. Le procédé de Krönlein, excellent dans certains cas, est insuffisant ailleurs et peut alors être remplacé par le procédé de Gangolphe.

IV. Ce procédé opératoire *(Résection du trépied orbitaire externe)* consiste essentiellement dans la suppression définitive ou temporaire du malaire et des trois pieds qui lui servent d'appui, c'est-à-dire les apophyses zygomatico-malaire, fronto-malaire, maxillo-malaire.

V. En dehors de l'accès qu'il fournit dans l'orbite, il crée une large brèche permettant d'opérer dans les fosses temporale, zygomatique, ptérygo-maxillaire. Dès lors, ce ne sont pas seulement les néoplasmes volumineux de l'orbite (parois ou contenu), les corps étrangers, les lésions inflammatoires, les fractures avec esquilles, etc., qui pourront fournir des indications ; ce sont encore les lésions de même nature des parties voisines.

VI. Pour ménager l'esthétique, il est préférable d'employer une incision en Y couché horizontalement ; la longue branche chemine parallèlement le long de l'apophyse zygomatique, les branches obliques, divergentes, suivent l'une le bord inférieur (pli palpébral), l'autre le bord supérieur du pourtour osseux de l'orbite (sourcil).

VII. On peut utiliser le déficit osseux créé par la résection définitive, en dehors de toute lésion du squelette, pour en tirer un excellent résultat au point de vue autoplastique, en pratiquant *la suture forcée.*

BIBLIOGRAPHIE

KRÖNLEIN, Osteoplastische Resektion der aüsseren Orbitalwand. *(Beiträge zur klinischen Chirürgie*, Tübingen, 1889).

DOMELA-NIEUWENHIUS, *Über die retrobulbäre Chirürgie der Orbita*, Zurich, 1900.

CHAILLOUS, *l'Opération de Krönlein dans les affections de l'orbite*, Paris, 1900.

BECKER, Sur une nouvelle méthode de résection de l'os malaire. *(Deutsche Zeitschrit für Chirürgie*, Leipzig, 1900.)

GANGOLPHE, *Résection du trépied orbitaire externe* (Communication à la Société de chirurgie de Lyon, séances du 21 et du 28 février 1901.)

TABLE DES MATIÈRES

Lyon. — Imp. A. REY, 4, rue Gentil. — 28168.

www.ingramcontent.com/pod-product-compliance
Ingram Content Group UK Ltd.
Pitfield, Milton Keynes, MK11 3LW, UK
UKHW022110170726
13837UKWH00003B/1149

9 782329 163802